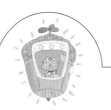

给孩子的食物魔法书

食物变变变

北京大学教授 许雅君 / 著

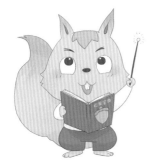

松鼠小精灵

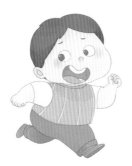

吉吉（5 岁）

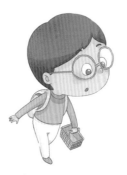

奇奇（4 岁半）

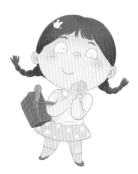

小美（5 岁）

化学工业出版社

· 北京 ·

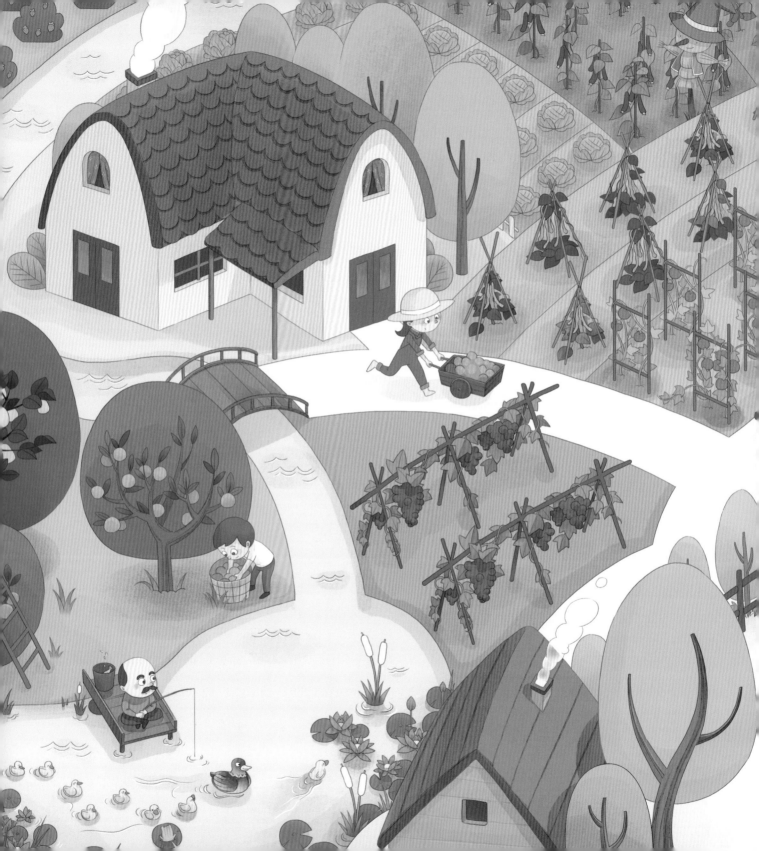

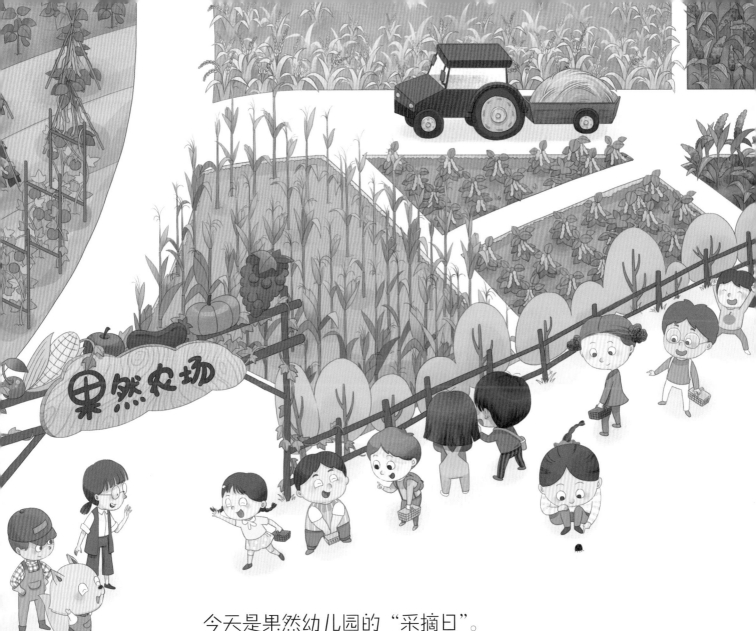

今天是果然幼儿园的"采摘日"。

一大早，老师和小朋友们就来到了果然农场，大家都拎着自己喜欢的颜色的菜篮子。松鼠小精灵今天充当了"农场讲解员"："每个人都能从农场成熟的谷物、蔬菜、水果中各挑选 1 种自己最喜欢的，老师们会帮忙加工成好吃的午餐！"

"好耶！"

大家首先来到谷物区。

金灿灿的稻田美得像幅画；高个子的玉米秆昂首挺胸就像列队的士兵；高粱已经开始泛红；田埂上绿油油的豆秧上挂满了各种豆荚。

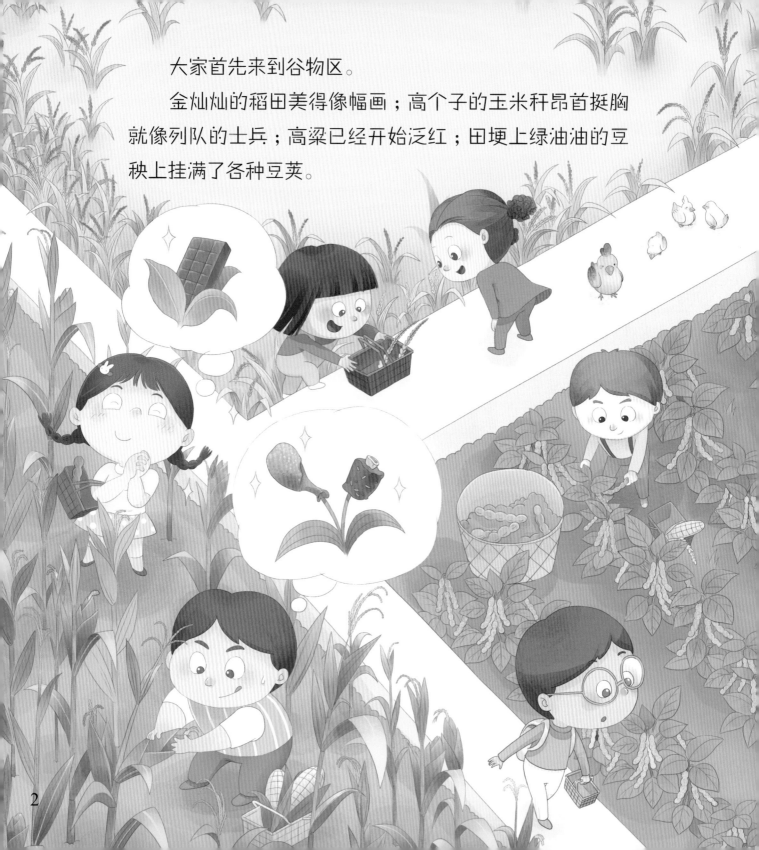

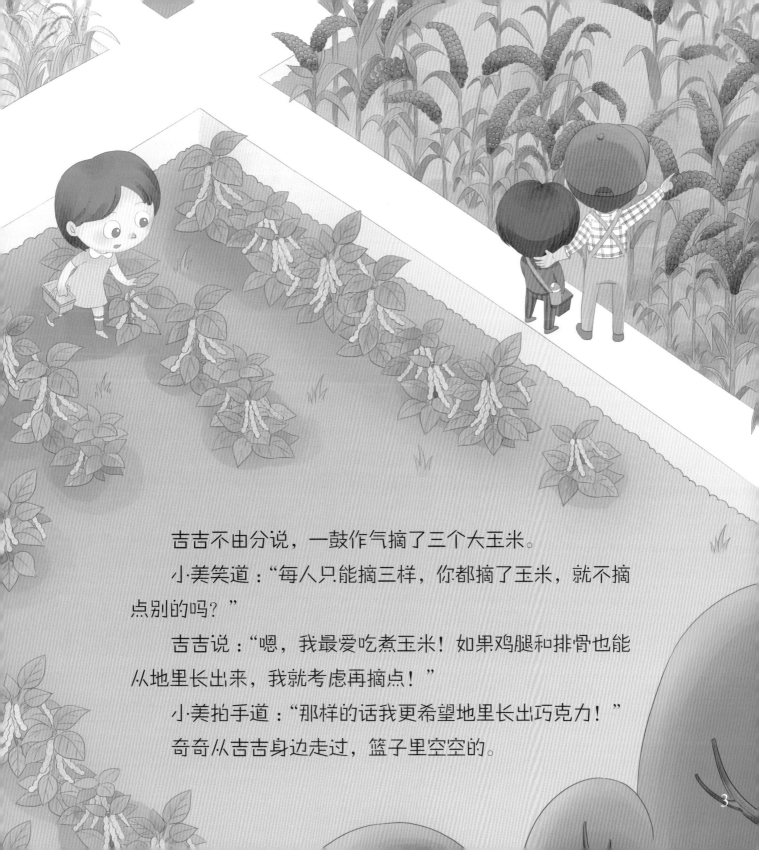

吉吉不由分说，一鼓作气摘了三个大玉米。

小美笑道："每人只能摘三样，你都摘了玉米，就不摘点别的吗？"

吉吉说："嗯，我最爱吃煮玉米！如果鸡腿和排骨也能从地里长出来，我就考虑再摘点！"

小美拍手道："那样的话我更希望地里长出巧克力！"

奇奇从吉吉身边走过，篮子里空空的。

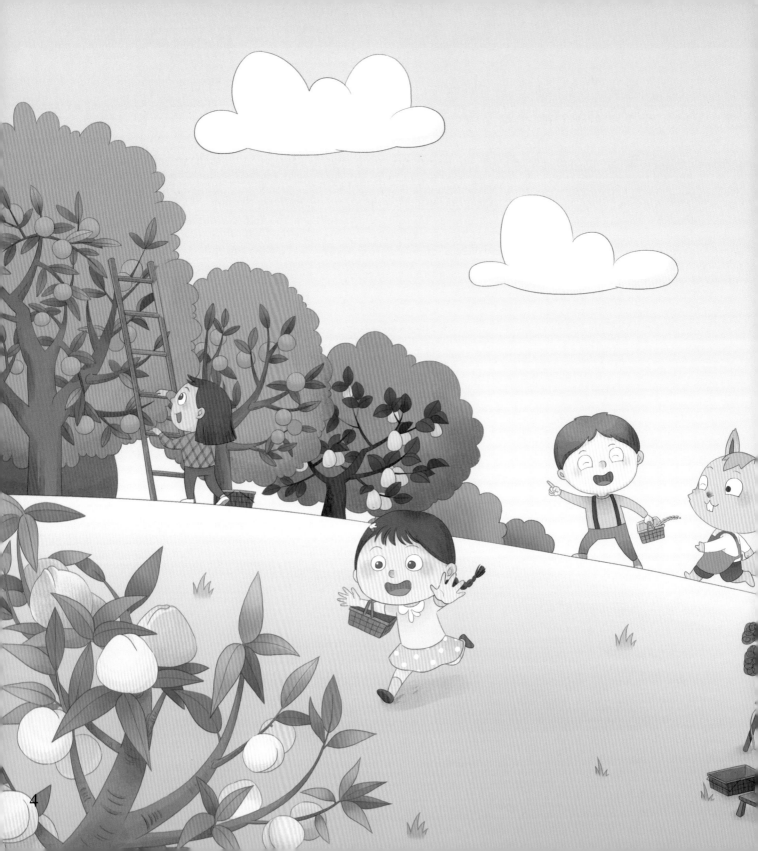

接着，大家来到水果区。

五颜六色的水果散发出浓郁的甜香，小美深吸一口气："真香啊！水蜜桃，我来啦！"说着向一棵挂满了果实的桃树跑去。小朋友们都兴奋极了，分别跑向自己喜欢的水果区，不一会儿，大家的菜篮子里就又多了苹果、葡萄、梨、桃子……

可奇奇的篮子依旧空空如也。

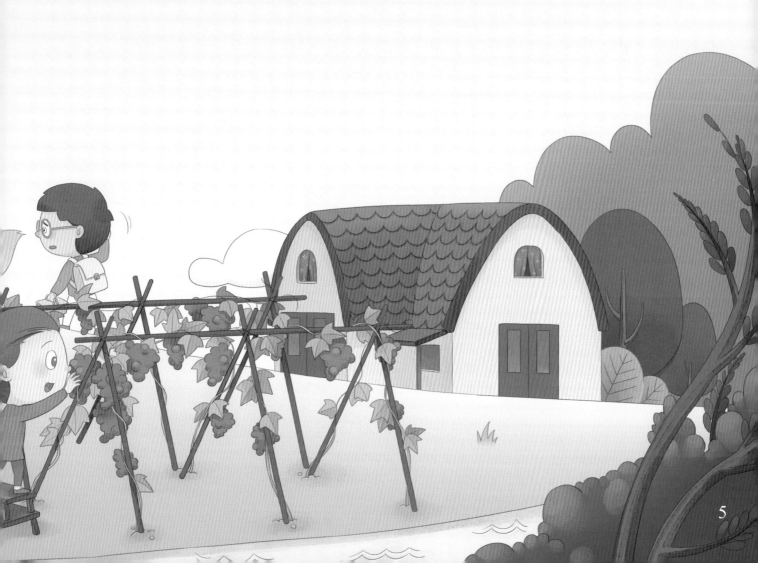

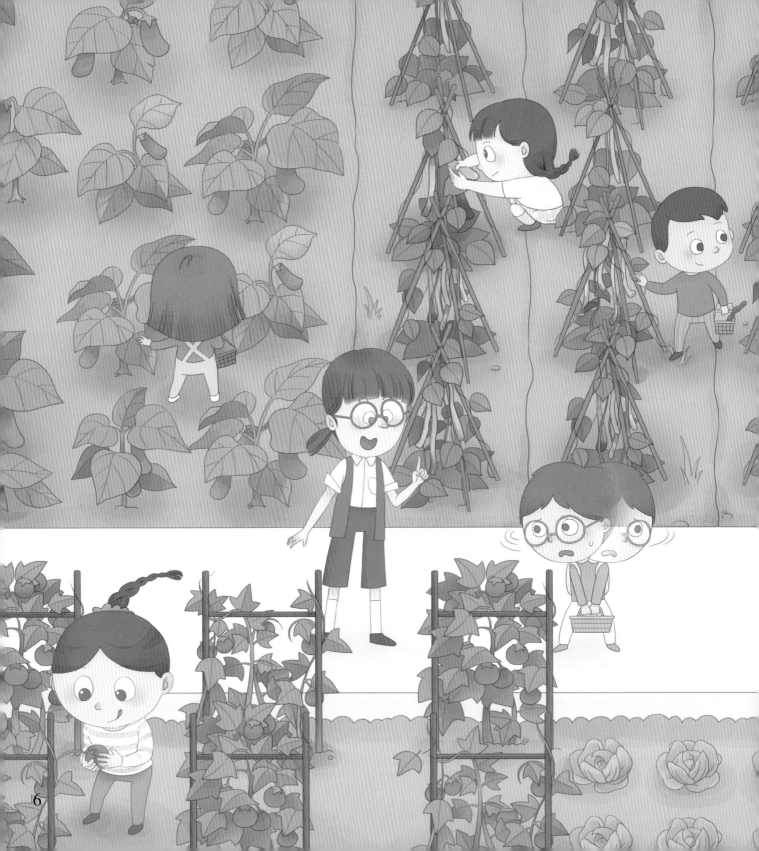

最后来到蔬菜区。

挂着露珠的新鲜蔬菜再次让小朋友们的眼睛亮了起来。胖乎乎的西红柿、长长的豆角、泛着紫光的茄子、头顶黄花全身带刺的黄瓜……

这是最后一个选择了，小朋友们都更加认真起来，想要挑到最完美的蔬菜。

奇奇呢？正提着空篮子左看右看，有些着急起来。

朵朵老师："奇奇，你还没有找到想摘的食物吗？"

"嗯！我想要摘土豆，我最爱吃醋溜土豆丝了。可是我一直都没找到土豆在哪里。"

朵朵老师笑道："土豆啊是小机灵鬼，它们在和你玩捉迷藏呢。走，我带你去把它们找出来！"

奇奇一脸疑惑，小跑着跟上了老师。

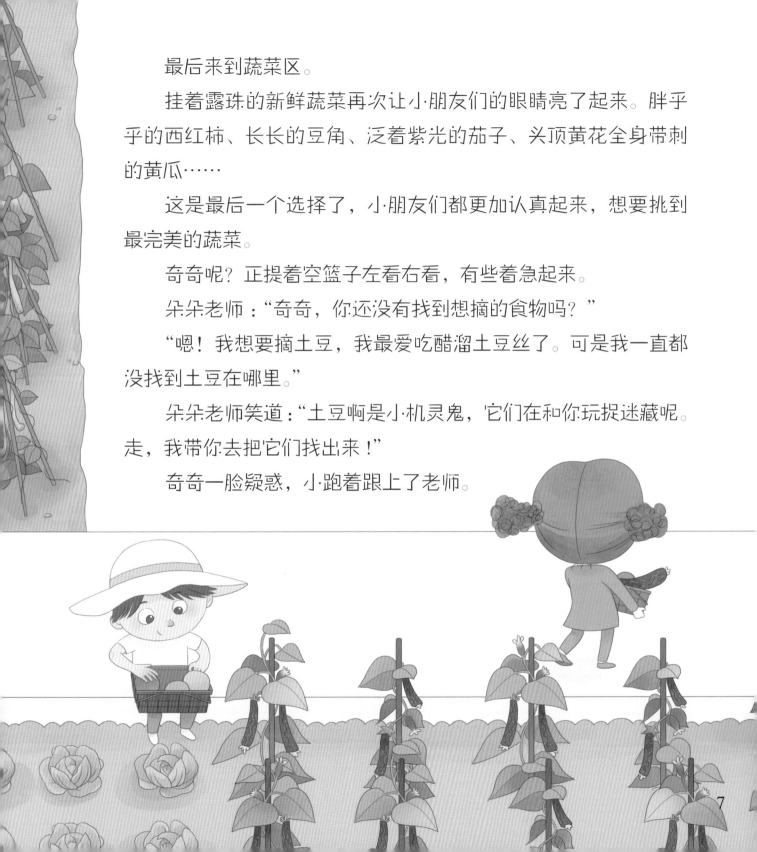

朵朵老师带奇奇来到一片绿油油的菜地。

"奇奇，小土豆藏在这儿……"

说着，朵朵老师左手把一株菜苗拨向一边，右手握着小铁铲开始挖地下的土。

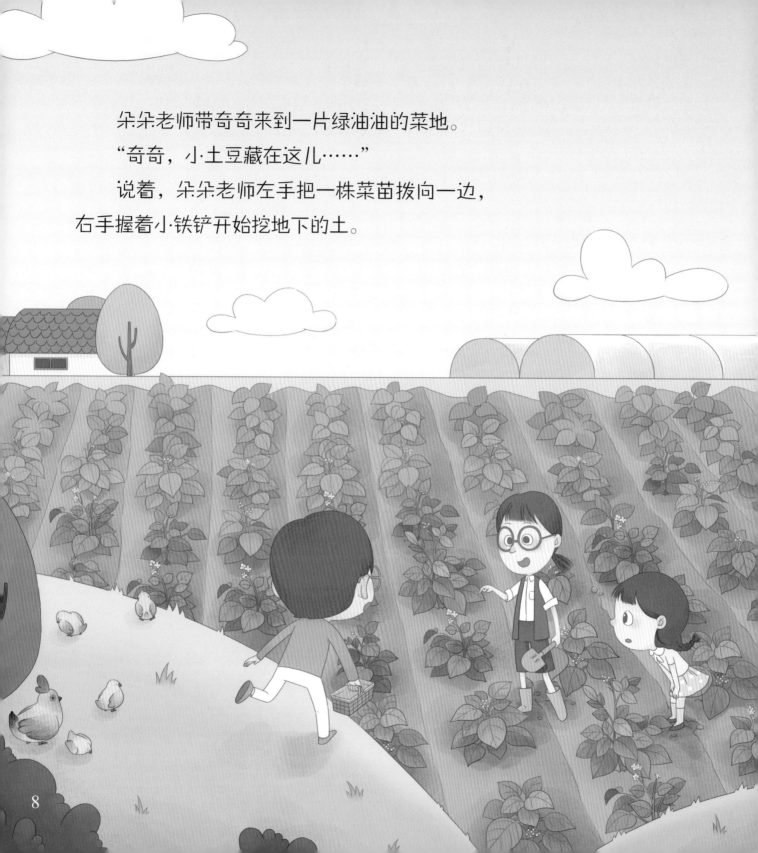

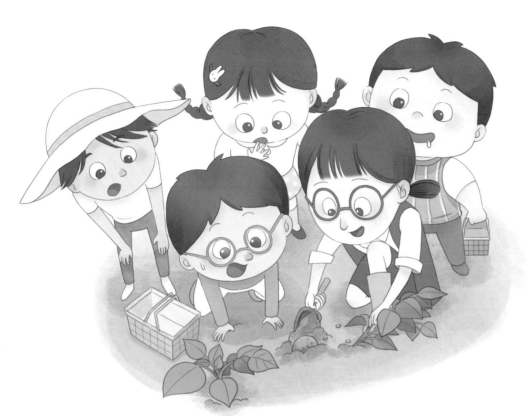

"呀！那是什么！？"奇奇惊喜地喊起来。引得好几个小朋友也闻声跑过来。

只见一大窝圆圆的土豆安安稳稳地躲在土里。

"原来土豆是长在土里的'豆子'啊！"

"呀！它们浑身都是泥，得先好好洗个澡！"

小朋友们七嘴八舌说起来。

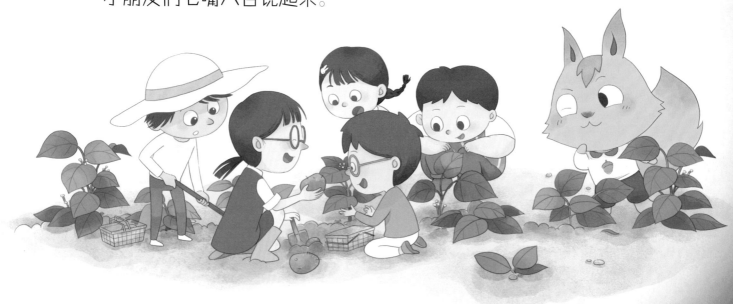

　　松鼠小精灵趁机凑过来，说："土里的世界可大着呢！走，我带大家去瞧瞧！"说完，它从腰间掏出松果飞船，一眨眼的工夫，就把大家带到了一个黑漆漆的地方。

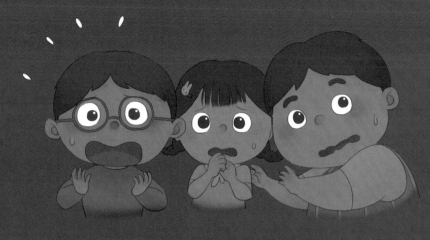

"这是哪里呀？"

"我有点害怕。"

"我想回去！"

"朵朵老师——"

松鼠小·精灵打开松果探照灯，大笑着说：

"欢迎来到真正的'地下世界'！"

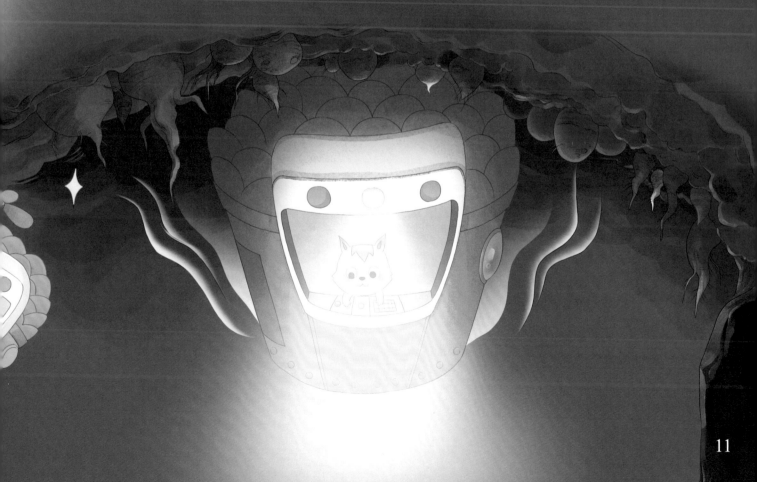

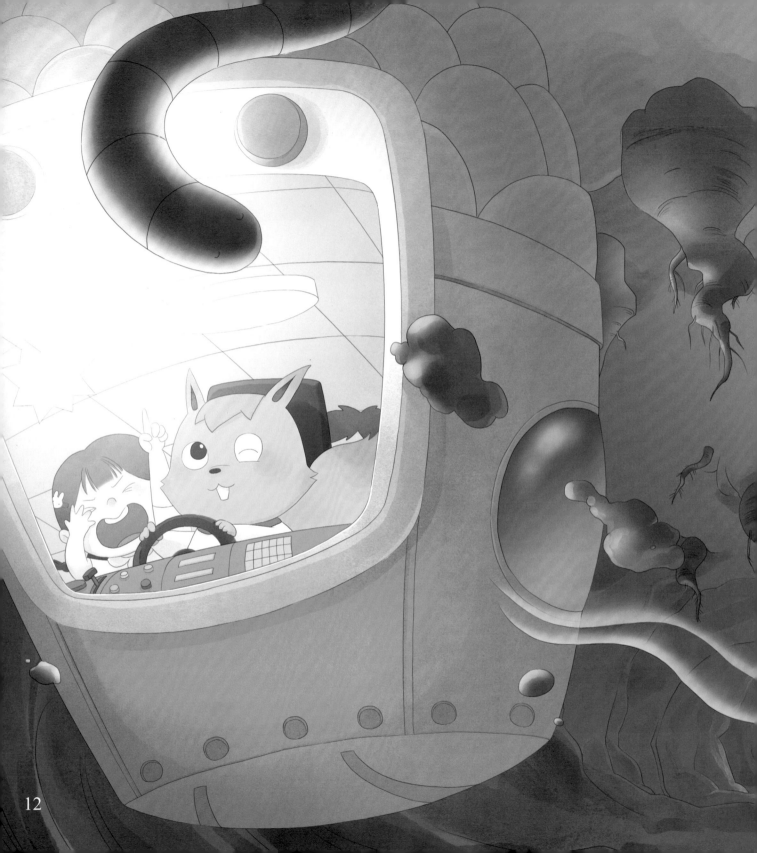

"啊，蛇！"小美尖叫起来。只见一条细细长长的动物趴在松果飞船的玻璃上，还在蠕动。

小朋友们顿时吓得喊声一片。

"别慌！"松鼠小精灵提高嗓门说，"你们仔细看看那是什么！？"

几个胆子大的小朋友慢慢睁开了眼睛。

"没有大毒牙，没有长舌头，没有眼睛……哎呀！是条蚯蚓！"大家哈哈大笑起来。

"没想到放大了的蚯蚓这么可怕！"小美不好意思地说。

"哈哈！不是蚯蚓放大了，是我们变小了！"松鼠小精灵打开近光灯，那条蚯蚓立马知趣地拱着土走开了。

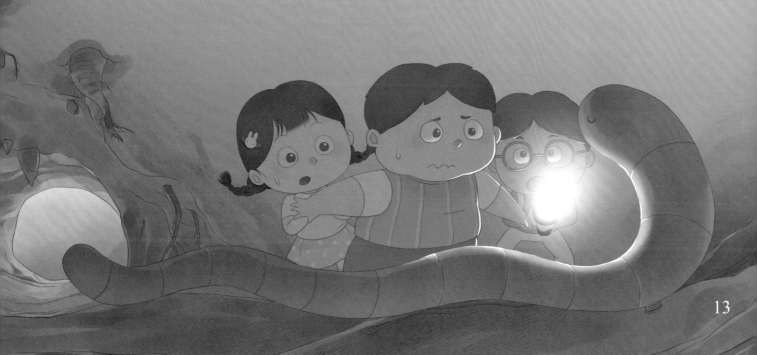

13

"地下世界"真热闹啊！

不光有土豆，还有花生、萝卜、番薯……

奇奇不由得说："这地下世界原来还是'好吃世界'！"

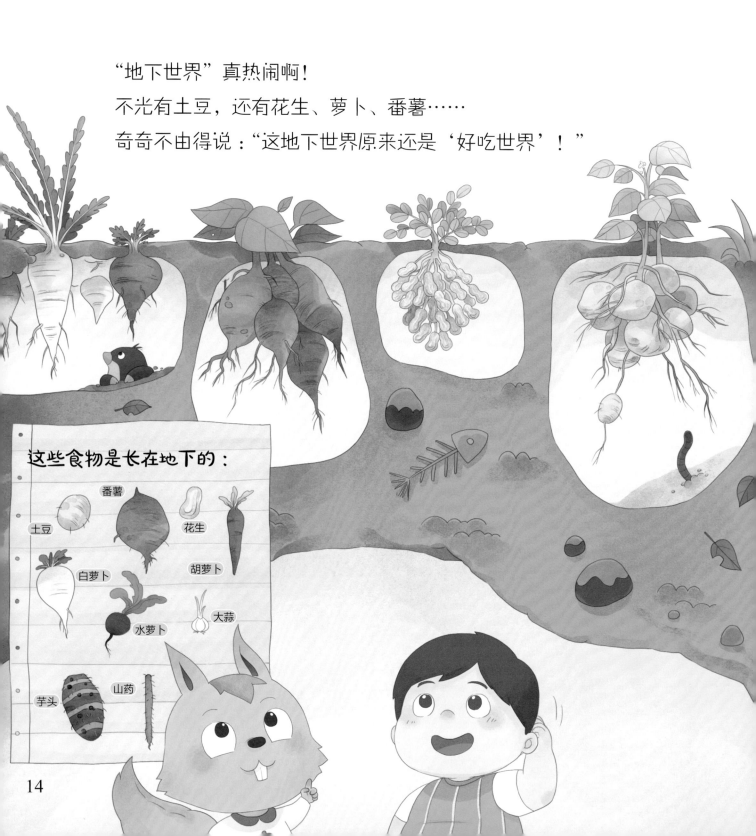

这些食物是长在地下的：

番薯

土豆

花生

白萝卜

胡萝卜

水萝卜

大蒜

芋头

山药

吉吉觉得奇怪，问松鼠小·精灵："为什么玉米长在地上，土豆却长在地下呢？"

　　松鼠小·精灵说："植物是很聪明的，它们为了生长得更好，就会让自己不断适应环境。一般植物的根扎进土里，负责吸收水分和养料，茎和叶就长在地上，负责接受阳光进行光合作用，开花结果也就在地上完成了。但是也有不少特殊的植物，他们有的把茎埋进土里，茎会变得很粗壮，能储存营养物质，比如土豆；有的因为结果时怕光和喜欢潮湿，就在地上开完花后，茎再扎进土里形成果实，比如花生。"

　　"哇，植物真的好聪明呀！"

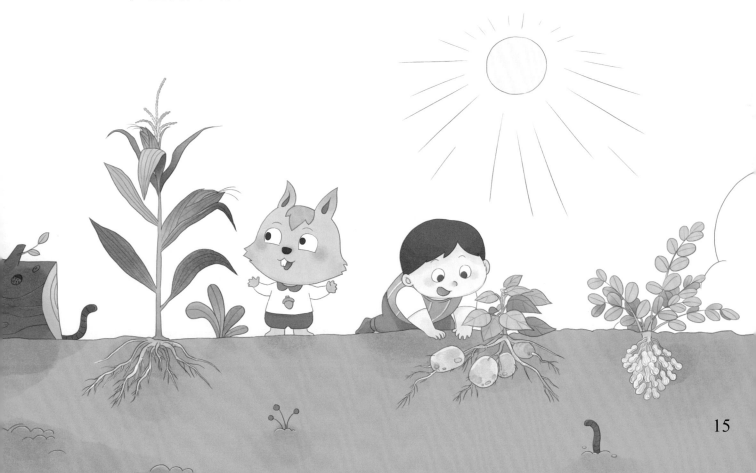

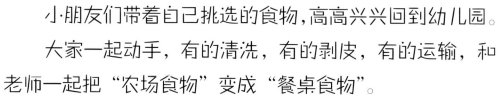

小朋友们带着自己挑选的食物，高高兴兴回到幼儿园。

大家一起动手，有的清洗，有的剥皮，有的运输，和老师一起把"农场食物"变成"餐桌食物"。

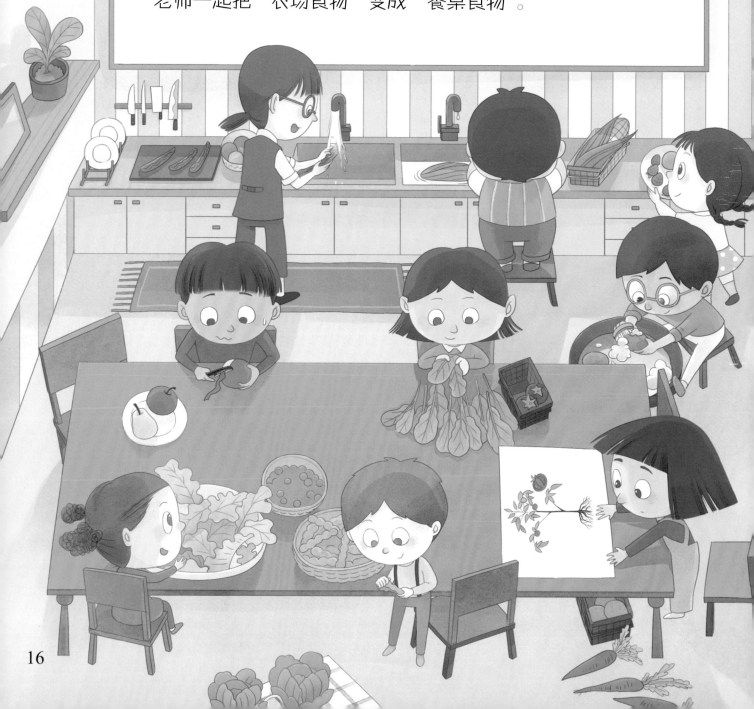

16

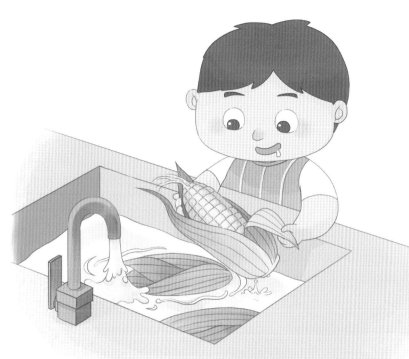

吉吉按照老师的说法，把宝贝大玉米用心洗干净，然后耐心地剥掉外衣，露出里面排列整齐的玉米粒，再把长在前端的玉米须轻轻摘掉。

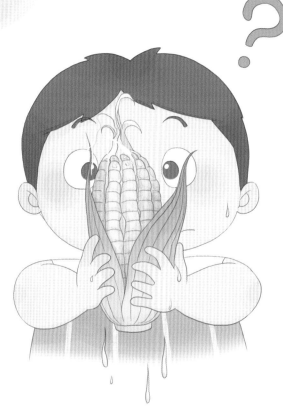

可是，当吉吉拨开第三个玉米的外衣后，他不由得皱起了眉头。"咦？这些玉米粒的缝缝里为什么有一层白白的细毛。"

"这是什么？是玉米的头发吗？"吉吉好奇地叫起来。

"这个玉米是位老爷爷么，怎么长的都是白头发？"小美睁大眼睛。

"这头发摸上去真软！"

"呀！我怎么感觉有点可怕！"

很快，小朋友们都围了过来。

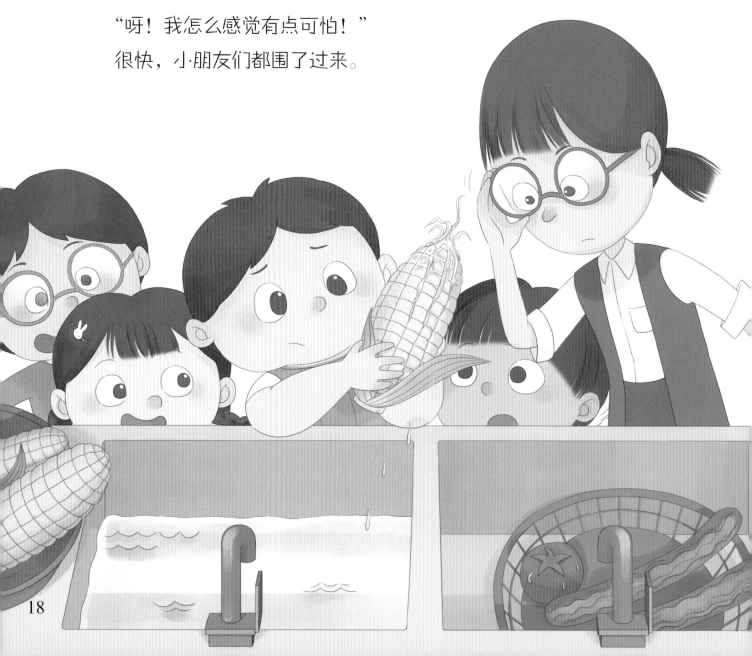

朵朵老师走过来，认真看了看后说道："这个玉米发霉了。那白头发是霉菌，有毒，这颗玉米不能吃了。"

"那把发霉的地方切掉，还能吃吗？"吉吉可怜兮兮地说，"这可是最大的一个。"

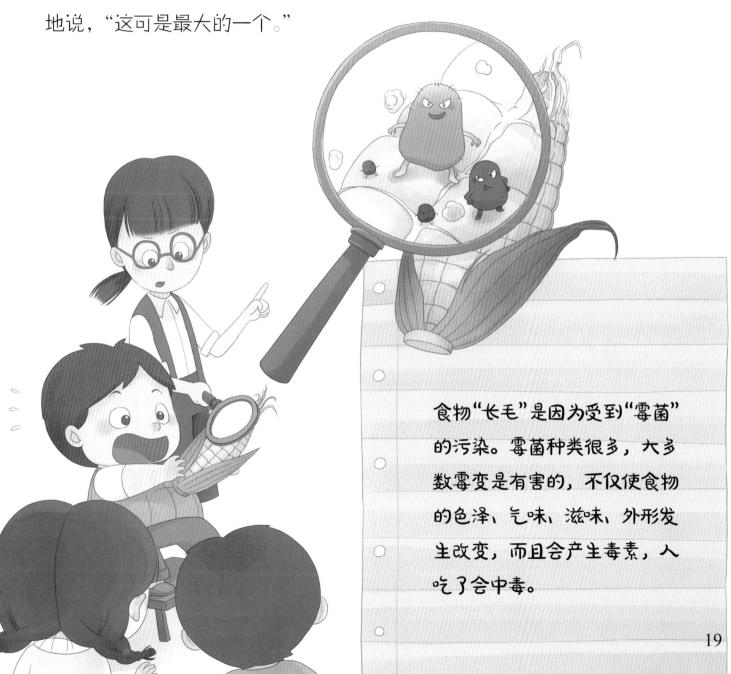

食物"长毛"是因为受到"霉菌"的污染。霉菌种类很多，大多数霉变是有害的，不仅使食物的色泽、气味、滋味、外形发生改变，而且会产生毒素，人吃了会中毒。

"吉吉，看上去发霉的只有一部分，但是霉菌产生的毒素其实已经跑到食物的各个角落了。所以，发霉的食物，我们最好一口也别吃哦。"

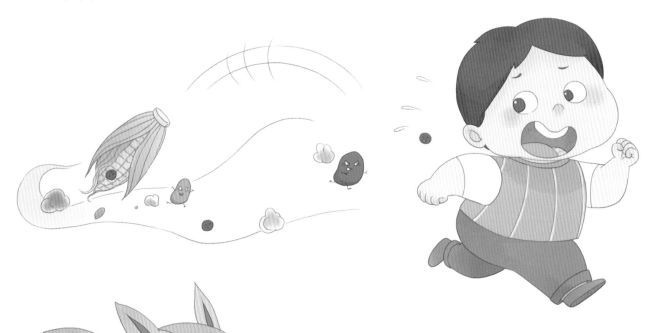

"不光是霉菌，有些食物发了芽就会产生毒素。"松鼠小·精灵打开了松果宝典，"请看第4章第378条：发了芽的土豆有毒，不能吃。"

奇奇这时赶紧拿起自己挖回来的小·土豆，翻来覆去仔细检查，长舒一口气："太好了，我的小·土豆都没有发芽。"

吉吉恍然大悟："我明白了！发了芽的东西都有毒。"

松鼠小·精灵笑道："不是哦！比如蒜苗就是大蒜瓣发芽长成的，豆芽也是豆子发芽长成的，它们不仅没毒，还很有营养。"

吉吉这时溜到松鼠小·精灵的身后，指了指他的尾巴说："松鼠小·精灵，难道你是一颗松果发芽变大的？不知道有没有毒呢？"

大家一起大笑起来。

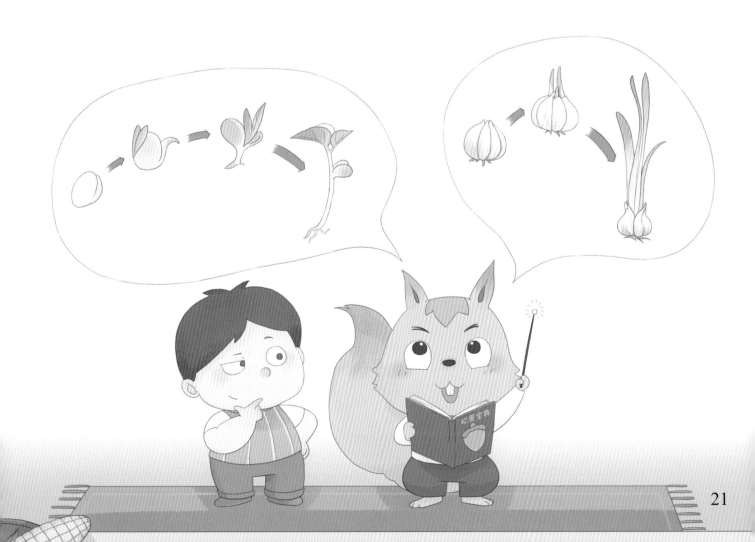

午餐时间到啦！

奇奇满意地吃上了美味的土豆！

小·美也享用到了比巧克力更香甜的洋葱圈。

至于吉吉呢？他吃了整整一大个玉米，再也吃不下第二个啦！

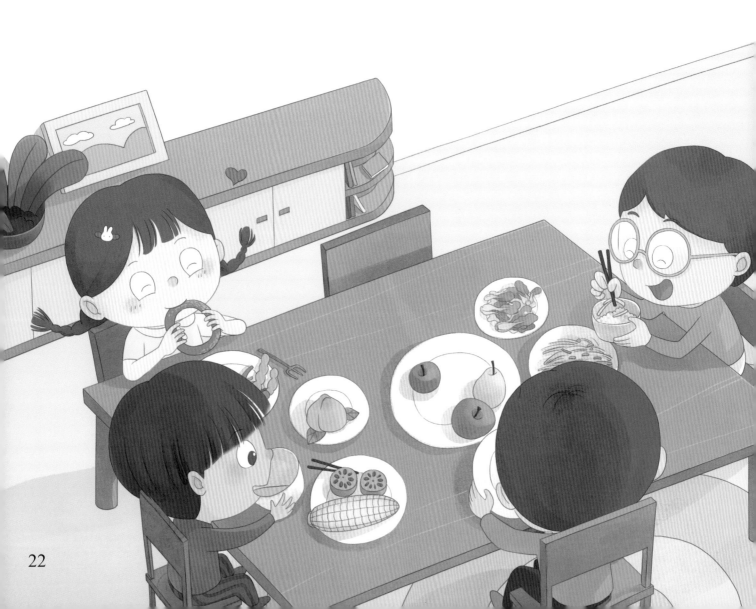

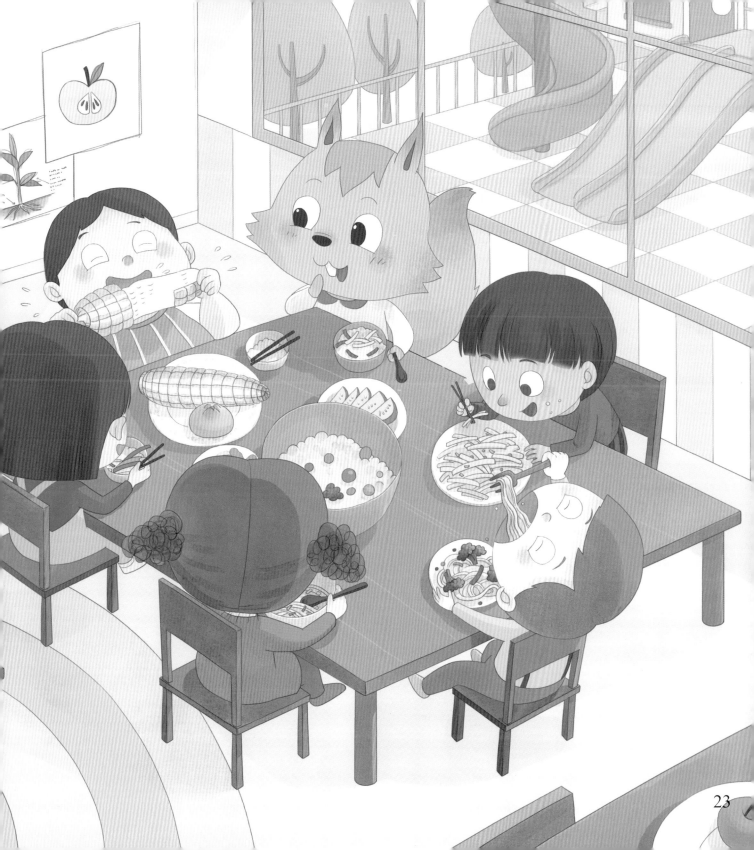

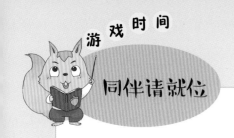

小朋友，你知道吗？我们平时吃的蔬菜和水果，有的可以吃的部分（可食部）是果实，有的是它的根，有的是它的叶子，有的是它的茎。你能分辨出下面的蔬菜的可食部是它们的哪个部位吗？把可食部是果实的贴到正方形的空白处，把可食部是根的贴到圆形的空白处，把可食部是叶子的贴到三角形的空白处，把可食部是茎的贴到长方形的空白处吧！

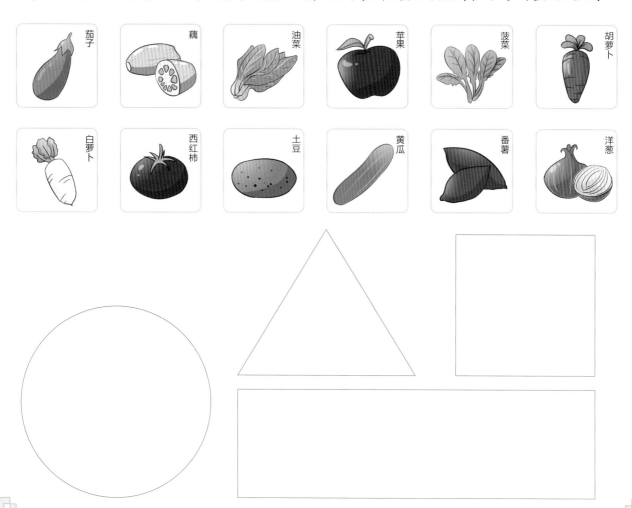

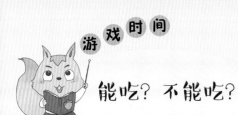

能吃？不能吃？

下面的这些食物有些可以吃，有些是不能吃的。在可以吃的食物旁边贴上笑脸，不能吃的食物旁边贴上哭脸吧！

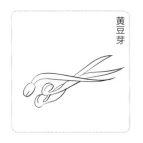

黄豆芽

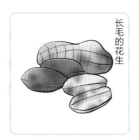

长毛的花生

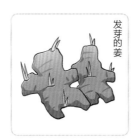

发芽的姜

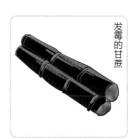

发霉的甘蔗

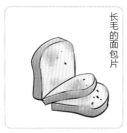

长毛的面包片

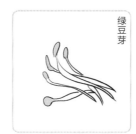

绿豆芽

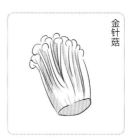

金针菇

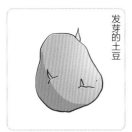

发芽的土豆

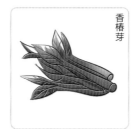

香椿芽

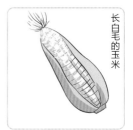

长白毛的玉米

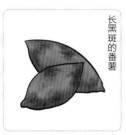

长黑斑的番薯

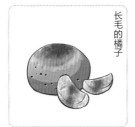

长毛的橘子

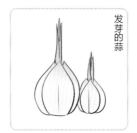

发芽的蒜

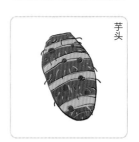

芋头

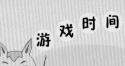

你知道下面的蔬果,都分别长在什么地方吗? 把它们贴在相应的位置上吧!

 苹果
 丝瓜
 橘子
 桃子
 西红柿
 茄子

 葡萄
 南瓜
 土豆
 花生
 番薯
 草莓

长在树上的食物

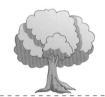

长在地面上的食物

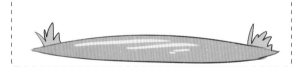

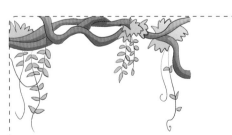

吊在藤蔓上的食物

长在土里的食物

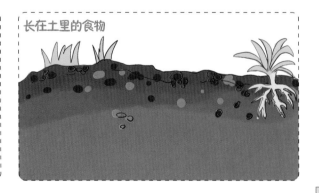

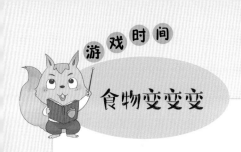
小朋友，你知道这些食物端到我们餐桌前的样子吗？把它们原本的样子贴到合适的位置吧！

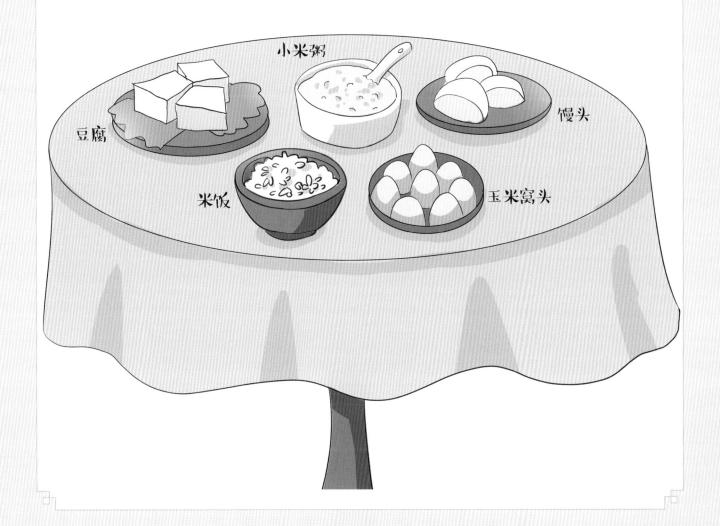

小米粥

豆腐

馒头

米饭

玉米窝头

作者简介

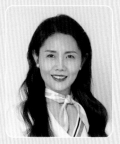

许雅君

北京大学营养与食品卫生学系教授、博士生导师
北京市健康科普专家
北京市青年教学名师

现任北京大学公共卫生学院副院长，中国
营养学会妇幼营养分会常委，北京市营养
学会副理事长，北京市预防医学会理事，
北京健康教育协会慢性病管理专业委员会
常务理事，北京市食品安全毒理学研究与
评价重点实验室副主任等职。

主要研究领域为生命早期营养与健康发展、
食物营养与儿童食育，热心儿童早期科学
饮食习惯养成工作。近年作为课题负责人
承担国家、省部级科研课题 10 余项，在
国内外发表学术论文 150 余篇，获得科技
成果奖 9 项，主编、参编教材和著作 20
余部，是国内外 9 部学术期刊编委和 20
余部学术期刊审稿人。

扫码享服务

★【看视频】北大教授给家长的饮食营养视频
★【寻妙招】定制个性化营养方案
★【听音频】营养知识潜移默化
★【点读书】有声伴读亲子互动
★【趣读书】耳熟能详趣味输出

视频目录

1　为什么要让孩子认识食物

2　食物从农田到餐桌，会经历哪些安全"威胁"

3　孩子容易中招的食物中毒有哪些

4　如何第一时间判断孩子是否食物中毒

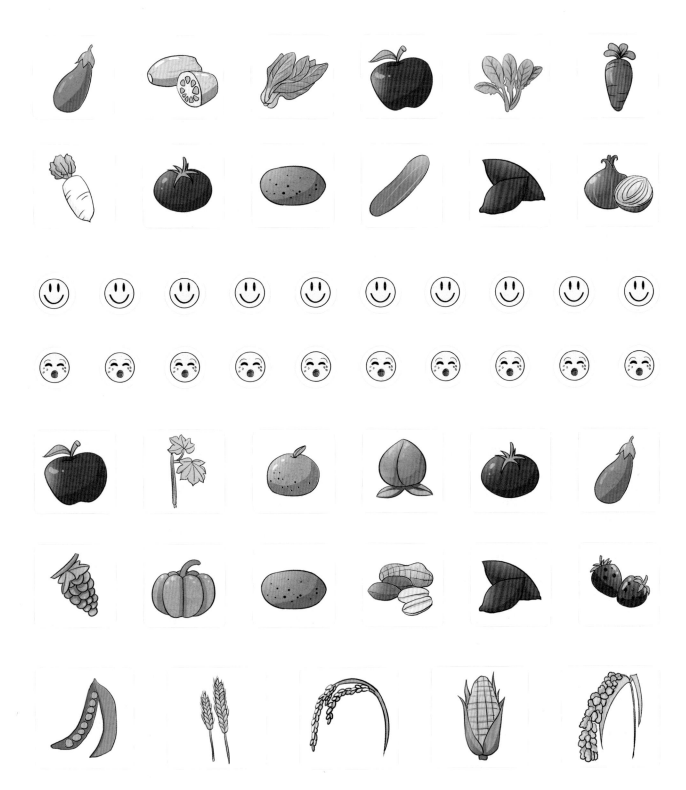